AF341069

OBSERVATIONS

SUR le Mémoire Académique
que M. Morand *le Fils a inséré*
dans l'Histoire *de* l'Académie
Royale *des* Sciences *de l'année*
1722, *page* 15, *touchant les* Cata-
ractes des Yeux.

Remierement Mr *Morand*
nous donne à entendre
(dans ce *Morceau Acadé-*
mique) que les *termes de* Cataractes
membraneuses, de Glaucomes, & de
Cataractes Glaucomatiques, font con-
vertibles & comme *synonimes,* selon
le *nouveau* Système. (a)

Pour moi, je les distingue ainsi :

(a) Emprunté de *Gassendus,* suivi par *Bris-*
seau, Heister, Winslou & *Benevoli.*

A

J'entens par *Cataractes membraneu-ſes* (avec tous les Anciens) une eſ-pece de *corps* formé contre *nature* dans l'*humeur aqueuſe* de l'œil, & ſitué entre le *trou* de l'*uvée* & l'*hu-meur cryſtalline*. Par *Glaucome*, j'en-tens la *ſéchereſſe*, ou *humidité im-modérée*, *épaiſſiſſement demeſuré*, ou *opacité* du *cryſtallin*. Et par *Catara-cte Glaucomatique*, une *Cataracte membraneuſe adhérante* au *cryſtallin*, ou la ſurface *antérieure* de la *tunique cryſtalline* devenue *craſſe* & *denſe*, ſoit par *obſtruction*, ſoit par une *ac-crétion* de *matiere étrangere*.

Si M. *Morand* avoit conſulté les *Dictionnaires* en *Médecine*, (tant *Grecs*, *Latins*, que *François*) il lui auroit été facile de concevoir qu'il confondoit le nom de *Cataracte* avec celui de *Glaucome*: il auroit auſſi évité cette erreur en liſant l'*Expoſition* qu'*Ætius* (b) en a don-née au cinquiéme ſiécle.

(b) Voyez *Ætii Tetrab.* 2. *cap.* 5. *ſerm.* 3. *de Glaucoſi.*

De plus, j'ai prouvé (dans mes *Diſſertations Critiques*) que les Anciens ne confondoient pas enſemble les deux *maladies* de l'*Hypochyſis* (ou *Cataracte*) & du *Glaucome.* Galien (c) fait mention de l'*Hypochyſis*, ou *Cataracte membraneuſe*, en plus de *cent endroits* différens ; entre autres au Chapitre X. de *l'Uſage* des *Parties*, où il dit nettement, que l'*humeur cryſtalline* eſt le *principal inſtrument de la vûe.* Il exprime enſuite parfaitement bien le *ſuccès heureux* de l'*Opération* de la *Cataracte*, ſelon qu'il l'avoit *appriſe* de ſes *devanciers.* Puis il donne une *amplification précise & énergique* pour déſigner la *ſplendeur, netteté & brillant* du *Cryſtallin* après la *ſubmerſion* des *Cataractes.* Ce qui prouve certainement que *Galien* étoit très-perſuadé que le *Cryſtallin* n'étoit aucu-

(c) Mʳˢ *Briſſeau* & *Antoine* prétendoient que *Galien* étoit le *premier* des *Anciens* qui diſtinguoit les *maladies* de l'*Hypochyſis* & du *Glaucome* entre elles.

A ij

rement intéreſſé, ni dans la *Catara-*
cte (ou *Hypochyſis*) ni dans ſon *opé-*
ration, lorſqu'elle étoit faite ſelon
toutes les regles de l'Art. Et au
Chap. XIX. *de Chirurgiæ Speciebus*,
il y a un *Paſſage* très-déciſif, puiſ-
que ce même *Auteur* appelle la *Ca-*
taracte du nom d'*Hypochyma*, & décrit l'*endroit vuide* de l'œil oú ce
mal ſe *forme* contre nature, entre
la *pupille* & *l'humeur criſtalline*. (d)

Et pour lever toutes ſortes de
difficultez ſur le compte de *Galien*,
cet ancien *Auteur* au Chap. XVI. de
l'Uſage des Parties, enſeigne que la
maladie appellée par les *Médecins*,
Glaucoſis, eſt la *ſéchereſſe & épaiſſiſſe-*
ment demeſurez du Cryſtallin : *Quæ*
excœcat maximè præ omnibus morbis
qui oculis accidunt. Et au Chap. IV.
de l'*Uſage* des *Parties*, il dit que
lorſqu'on fait l'*opération* de l'*Hypo-*
chyſis, *l'aiguille* entre dans un

(d) Préciſément ſelon la *définition littérale*
de *Celſus* qui vécut avant lui, & qui étoit
l'interprete fidele d'*Hippocrate*.

» *vuide* , & paſſe par *devant* & à
» l'entour l'*Hypochyſis* , ſans *bleſſer*
» l'*uvée* ni le *cryſtallin*. Ainſi il eſt facile de voir par là que *Galien* faiſ-
ſoit une *diſtinction* très-*manifeſte*
entre ces deux *mots* , contre l'aſſer-
tion gratuite de Mrs *Briſſeau* , *An-*
toine Maître-Jan, Morand, &c.

Dans mes *Diſſertations* (e) *Criti-*
ques j'ai fait voir aſſez au long l'*in-*
ſuffiſance des *rapports populaires* de
Ruffus, Oribaſius , de *Paulus Ægi-*
neta, & d'*Actuarius* , qui avancent
que pluſieurs Perſonnes (ſans doute des *Rôdeurs* & *Bâteleurs ignorans* ,
puiſqu'ils ont *compoſé* leurs *Ecrits*
ſur des *oui-dires* , & qu'ils ne nom-
ment pas leurs *Auteurs*) prétendoient que les *Anciens* ne faiſoient
aucune diſtinction entre l'*Hypochyſis*
& le *Glaucôme* , quoiqu'eux-mêmes
fuſſent d'un ſentiment tout *oppoſé* ,
comme ils avouent naturellement

(e) Voyez page 124 , &c. 127 , &c. juſqu'à la page 156 ; puis à la page 283 juſqu'à
la page 288.

dans leurs *Ouvrages*, dont on peut conſulter les *citations* & réfutations dans mes *Diſcours Critiques*.

Outre que nous liſons fort ſouvent dans l'*Hiſtoire Naturelle* de *Pline*, ces deux mots d'*Hypochiſis* & de *Glaucome*, avec une *ſuccinte mention* de leur *opération differente*, ſelon qu'il en étoit *inſtruit* par ſes *Correſpondans*, *Copiſtes*, *Journaliſtes*, & autres qu'il employoit continuellement à la recherche des *faits conſtans*, & à la *découverte* des Manuſcrits *anciens* & *contemporains*; & cet *Auteur* fait mention de cette *opération* de *Cataracte* au Chap. 13. Liv. XXV. quoique ce texte ſoit preſque incompréhenſible, même aux plus Sçavans qui ne ſont pas *Oculiſtes*. Le Voici : *Anagallidis utriuſque ſuccus*, dit-il, *cum Attico melle inunctus, oculorum pupillas dilatat; ideò inunguntur ante, quibus Parakentheſis* (ƒ) *fit*.

(ƒ) Le mot de *Parakentheſis* en *Galien*, en *Paulus*, & autres *anciens Médecins Grecs*, eſt

Et au Liv. XXIX. Chap. 6. Pline dit : *Glaucomata dicunt magi cerebro catuli septem dierum specillo demisso in dextram partem, si oculus dexter curetur, in sinistram si sinister.* Ibid. *Suffusionem oculorum canino felle malebat quàm hyena curati Apollonius Thyanæus cum melle.* Et dans tout ce Chapitre Pline répete très-souvent les deux *termes* de *suffusiones oculorum* & *caligines*, & quelquefois *ad hypochysim* & *caliginem* : où il doit toujours être entendu *ad incipientes suffusiones.* Galien s'exprime souvent de la même maniere; ce qu'on doit entendre, soit de la *Cataracte naissante*, soit de cette *suffusion Glaucomatique* ou *hypocoriasis* de Vegetius, quand le cas est douteux & difficile à décider.

Marcellus (qui vêcut long-tems après Oribasius, Æginette, Actuarius, &c.) fait une *distinction* entre

le mot d'Art pour *l'aiguillettement* de la *Cataracte*, quoiqu'on l'employe presentement pour la *ponction* dans l'*hidropisie.*

A iiij

le *Glaucome* & l'*Hypochyſis.* Celſe déſigne la *Cataraĉte* par les termes de *humor concretus*, qui n'eſt plus fluide.

Mais ſi Celſe, Nicolaüs Myrepſus & Scribonius Largus ont affeĉté de ne pas employer le mot de *Glaucome* dans leurs *Ecrits*, c'eſt qu'ils regardoient le *Glaucome* formé, ou comme un mal *incurable*, ou comme un *mot* de *diſcorde* ſur lequel les *Médecins* étoient alors en diſpute, comme ils le ſont encore aujourd'hui.

Or ſi le terme d'*Hypochyſis* n'étoit pas connu du tems d'*Hippocrate*, ce grand Auteur au moins a bien dépeint cette maladie par des jolies *périphraſes*, par des *ſynonimes* ſenſibles, & par des *homonymes* entendus dans le ſiécle où il floriſſoit.

Cependant je ne doute nullement que les Anciens ne ſe ſoient fort ſouvent trompez, en prenant un (g) *caligo* une ἀχλὺς, un ὄψις

(g) Quelques Auteurs ſe ſont ſervis du

ἀχλυώδης, ou *Hypocoriasis* & Catara-
&te *Glaucomatique*, pour une simple
Cataracte, qu'on nommoit ordinairement *Hypochysis* ou *suffusion interne*, puisque Galien dans ses Com-
mentaires sur *Hippocrate*, Aph. 31,
Liv. III. dit que les Glaucomes
ressemblent aux suffusions.

Cela ne seroit pas étonnant,
puisqu'il faut une longue étude &
beaucoup d'expérience pour pouvoir juger sainement des *différentes
natures*, *progrès*, *états* & *situations*
de ces deux *maladies internes* de
l'œil : & que la plupart des Anciens
n'ont écrit sur l'*Ophtalmiatrie* que
sur des rapports d'*Oculistes* ignorans
ou des *Charlatans*, dont l'interest
particulier consistoit à *confondre* ces
maladies ensemble, & à *introduire*
même quantité de collyres & *re-
medes externes* pour leur guérison ;

terme de *caligo* ou *nuage*, pour exprimer le
commencement de l'une ou de l'autre *maladie*,
qu'on a de la peine à différencier en leur
naissance.

car il y a toujours eu bien des *Oculi-*
ſtes de nom, mais très-peu d'effet &
de ſcience.

Il eſt ſuprenant néanmoins que
nos *Modernes* ſoient tombez dans
cette même erreur (eux qui blâ-
ment les *Anciens* ſur la *diſtin-*
ction réelle de ces deux *maladies* :)
s'ils avoient un peu réfléchi ſur la
nature de ces *maladies*, n'auroient-
ils pas conçû que quand bien même
ces *collyres* pourroient diſſiper les
nuages ou *commencemens* de ces
deux indiſpoſitions, cela ſe pour-
roit-il effectuer ſans *détruire entiere-*
ment (ou pour le moins *altérer in-*
finiment) les *pores droits* de la *cornée*,
& cauſer par ce remede une mala-
die bien pire que n'étoit la premiere ? Mais le *faſte*, l'*intéreſt* & l'*am-*
bition charlataneſque prévaut contre la *vérité* : le *débit attrayant* que
ces *Eaux* produiſent, aveugle entierement ceux qui prétendent ren-
dre la vûe aux autres, & leur font
qualifier du nom de *Cataracte* tou-

tes les *taches* de l'œil (foit *internes,* foit externes.) Les externes fe guériffent (quelquefois) plutôt par elles-mêmes, que par les *collyres liquides* qu'on y applique. N'importe : voilà l'*Oculifte* à *collyres* élevé jufqu'aux *nues* ; on crie au *miracle* ; & le menfonge, la malice & l'envie prend le deffus. On me dira peut-être que c'eft par ignorance : mais que fait au *Public* cette excufe ? Et pourquoi dans une *Ville* auffi *éclairée* que la nôtre, ne s'inftruifent-ils pas mieux ? Pourquoi entreprennent-ils une *Profeffion* qui leur eft abfolumeut *inconnue,* même jufque aux *termes* & les régles les plus communes de l'art.

.Au refte, fi M. *Morand* n'avoit pû confulter les *Anciens* fur ces deux termes de *Glaucome* & de *Cataracte,* il auroit dû au moins les confulter dans les Auteurs modernes & dans une *infinité* d'*Ecrits périodiques.* Auroit-il dû négliger de lire la difpute que j'ai eüe fur ce *fujet*

12   *Obſerv. ſur le Mém. Académiq.*
avec Mrs *Briſſeau*, Me Antoine
Maître-Jan & *Heiſter?* Ce dernier
même qui a été le plus acharné à
la défenſe des *Modernes*, ne s'eſt-il
pas rendu à la force de la vérité, en
ſe ſoumettant à l'autenticité des
deux *Cataractes membraneuſes* que
ſon *Eleve* (le ſieur Widman) a vû
aux *yeux ouverts* par M. *Geiſler*, &
à trois autres rencontrez par Sign.
Lanciſi? Quoique ce même M. *Heiſ-*
ter eût écrit contre moi deux *gros*
Livres ſur l'*inéxiſtence* des *Catara-*
ctes des *Anciens*, entendues *corps*
étrangers.

M. *Morand* auroit pû auſſi s'en
convaincre pleinement, tant par
les *Journaux* des *Sçavans*, (h) que
par les *Mémoires* de *Trévoux*, (i) où
il auroit vû *quatre autres expériences*
éclatantes, tant de *Cataractes mem-*
braneuſes ſimples, que de *Cataractes*
compliquées, avec le *Glaucone* du

(h) Du 30 May 1718, 22 Juillet 1720,
& 18 May 1722.
(i) De May 1718.

cryftallin, faites en préfence de *cinq Sçavans Médecins* de la *Faculté* de *Nuremberg* en *Allemagne*, &c.

De plus M. le Docteur *Mauchart* a fait une *récapitulation* fpécifique de plufieurs autres femblables *expériences* dans fa Letre inferée au *Supplément* du *Mercure* de *May* 1722, & dans celui de *May* 1723 : & entre autres, celle de M. *Pinfon Chirurgien François*, concernant une *Cataracte fimple*, & une *autre compliquée* avec le *Glaucome* du *cryftallin*, dans les yeux *anatomifez* d'une fille.

M. *Morand* n'auroit pas dû négliger non plus la *lecture* des *Mémoires* de l'*Académie* de 1707 : il y auroit trouvé *l'expérience* d'une *Cataracte membraneufe* portée à l'*Affemblée* par feu M. *Littre*. Il devoit lire auffi la *Bibliotheque Chirurgique* de *Mangetus*. M. *Gaftaldy* (Profeffeur en Médecine à *Avignon*) a fait foutenir une Thefe (*k*) fur ce fujet : M.

(*k*) Voyez Journal des Sçavans du 6 Février 1719.

Chapuzeau avoit fait la même cho-
se à *Leyden* en *Hollande* en 1711 (au
commencement de cette dispute)
dont M. *le Clerc* a fait un *succinct*
Extrait au *Tome* XX. de la *Biblio-*
theque choisie.

M. le Docteur *Freytag* (fils d'un
fameux Chirurgien Oculiste de Zu-
rich en Suisse) qui tire la Cataracte
hors l'œil avec une aiguille à cro-
chet, a pareillement soutenu une
belle These sur ce sujet à Strasbourg
en 1721, sous M. le Doct.r Boëcler,
où cet Auteur donne une *expérience*
concluante d'une *Cataracte* (nommée par Galien, par Paulus & par
d'autres, *Parenchysis*) ou *infiltration*
sous la prunelle, dans l'*humeur*
aqueuse de l'œil d'un homme qui
étant étique, s'étoit nourri de lait
par ordre des Médecins. Lorsque
cet homme baissoit la tête vers la
terre, cette *suffusion fluide* de *ma-*
tiere laiteuse couloit dans la *pre-*
miere chambre de l'œil; & lorsque le
malade se couchoit sur son dos, la

matiere morbifique & *hétérogêne* rentroit dans la *seconde chambre* : ce qui nous confirme le Syftême que M. Hovius nous a donné dans fa fçavante Thefe, (*l*) où à la Fig. 4. Pl. 3. Miinheer-van Hoven nous indique *fruftulum Cataractæ perfectæ, quo oculus laborabat, in fitu relictum.*

En fecond lieu M. *Morand* tâche (*m*) à nous perfuader que les *Cataractes membraneufes* ne font autre chofe que l'*opacité*, foit de la *membrane cryftalline*, foit de la *tunique vitrée* ou *Arachnoïde*, qu'il croit être l'*envelope commune* de l'*une* & de l'*autre* de ces *deux humeurs* ; ce qui n'eft pas véritable, comme on verra au *quatriéme Article.*

Je fuis furpris que M. *Morand* ait avancé pour un fait *Académique*, le vieux *Syftême* de M. de la *Charriere*, & fe le foit *approprié*, comme fit

---

(*l*) Voyez la Thefe *de circulatione humorum ocularium motu*, touchant la Cataracte membraneufe, imprimée à Utrecht en 1702.

(*m*) *Syftême* emprunté de M. *de la Charriere.*

avant lui M. de la Vauguyon. (*n*)

De plus cette même *hypotheſe* eſt rapportée (avec le nom de ſon *Auteur*) par pluſieurs Ecrivains *Etrangers* du *nouveau ſtyle*, & nommément dans le *Traité* de *Heiſter* de *Cataraɛtâ* & *Glaucomite*, *&c.* où cet *Auteur* parle de ce *Siſtême* de M. de la *Charriere* page 230, & le réfute à ſa maniere page 232.

Je conviens pourtant que ce *Syſtême* de M. de la *Charriere* (tel qu'il l'a propoſé dans ſon *Livre*) donne véritablement une des *eſpeces* de *Cataraɛtes Glaucomatiques*, dont les *Oculiſtes entendus* & *habiles* ont de tout tems *pratiqué l'opération* (*o*) a-

(*n*) Voyez ſon *Traité* des Opérations de *Chirurgie*, où il produit ce *ſyſtême* ſans nommer M. de la *Charriere*, imprimé à Paris en 1698, page 348. *L'Approbation* des *Cenſeurs* du *Livre* de la *Charriere* eſt de l'année 1690; le mien eſt de la troiſiéme édition. J'ai parlé de cette *opinion* aux pages 244, 250 de mes *Diſſertations Françoiſes*, imprimées en 1717, &c.

(*o*) Appellée des Grecs ἐπιξυσις & ἀπόξυσμος, la déraſion, raclure ou deſquamation du *Cryſtallin*.

vec

vec fuccès, en féparant la *furface antérieure* de la *tunique cryftalline* (devenue *ridée, craffe, coriace* ou *calleufe, épaiffe & opaque*) d'avec le *gros* du *corps* de cette *humeur compacte* ; car la *liqueur glaireufe, douce & balfamique* de l'*humeur aqueufe*, (p) *raccommode, raffermit, rétablit*, & guérit entierement la *playe* ou *excoriation* faite au *corps cryftallin* par la *régénération* d'une *nouvelle efpece* de *membrane* ; le *cryftallin* n'étant feulement qu'un peu *émincé & applati*, gardant néanmoins fa *tranfparence originale*; à peu près comme quand on enleve quelques *premiers feuillets* de talc, le refte de la *piéce* conferve fa *pellucidité primitive*. Voilà ce que j'ai expérimenté moi-même fur les yeux de quatre *cadavres*, & fur plufieurs yeux *mornes* de bêtes, depuis le dernier *renouvellement* de cette *controverfe*,

(p) Appellée par les Anciens *albugineufe*, ou l'eau dépurée d'un *blanc-d'œuf* frais, *battu*,

intriguée, par Mrs *Briſſeau*, *Antoine*, *Heiſter* & *Winſlou*.

Au reſte M. *Morand* ſe trompe dans l'*explication* du *phænomene* qu'il donne touchant les *lunettes* dont on ſe ſert communément, tant après l'*opération* de la *Cataracte*, qu'après celle du *Glaucome ordinaire* & *ſimple* de l'*humeur cryſtalline* ; car ce qui exige des *loupes fortes*, pour bien *diſtinguer* les objets en ce cas, n'eſt autre choſe que cet *émincement* & *applatiſſement* du *cryſtallin*, comme celui des *parties internes* de l'œil en demande, après l'abbattement de la *Cataracte membraneuſe*, (q) dans ſon Gite artificiel, ou infléxion & cambrure entre l'uvée & le cryſtallin.

Si M. de la *Charriere* ſe fût plus étendu ſur ce ſujet, ſon *hypotheſe* auroit été généralement *goûtée*, rien n'étant plus *ſimple*, plus *phyſique*, plus juſte, ni mieux appuyée, com-

(q) Voyez Journal des Sçavans du 18 Novembre 1720.

me je vais faire voir, en expofant les raifons qui m'ont premierement convaincu de cette *vérité*, indépendamment des *preuves* & des *expériences* de *faits*.

Hippocrate, dans fes *Epidémiques*, (r) m'a frappé tout le premier par ce texte : *Malum quoque, oculi qui intrinfecùs corrugati & concreti funt ;* Les yeux ou les cryftallins ridez & altérez au-dedans.

Hippocrate entendoit probablement cette efpece de *Cataracte Glaucomatique* ordinaire, felon lui, aux vieillards, (f) par l'*atteinte* de la *furface* de la *tunique cryftalline*, comme j'ai très-fouvent obfervé dans les *yeux* de *chiens*, de *veaux*, de *bœufs*, & de *moutons*, & des *chevaux* que les *Maréchaux ferrans* condamnent à l'*aveuglement*, qualifiant (le plus fouvent) ce mal d'œil

(r) *Lib.* 6. *fect.* 27.
(f) Voyez Sect. III. Aph. 31. *Senibus vifûs bebetudines, Glaucedines, auditûs gravitates,* &c. Sect. III. Aph. 5. *Auftri vifum caligant* ἀχλυώδεες.

lunatique. (t) Car j'ai trouvé fré-quemment la *tunique cryſtalloïde* froncée & *pliſſée*, imitant tellement l'ourdiſſure ou *trame* d'une *Catara-*
cte naiſſante, qu'on l'auroit fort bien priſe, à la premiere inſpection, pour un *corps étranger* ou *Cataracte membraneuſe* des Anciens.

De plus le grand *Hippocrate* fait bonne mention de l'*ulcération* de la *membrane cryſtalline*, dans ſon *Livre* de l'*Ancienne Médecine*, (u) en par-lant des *fluxions acrimonieuſes*, ou des *ophtalmies humides & âcres* (tant *extérieures* qu'*intérieures.*) Il dit premierement ſur le compte des fluxions externes : *Exulcerant qui-*
dem palpebras, exedunt autem ali-

(t) *Alcana-Muſali* donne le nom de *lunella* à une ulcération ou abſcès tant externe qu'interne de l'œil. Probablement la *lunella* eſt l'externe, & s'entend ſeulement de la cornée, & ſe peut fort bien nommer *œil lu-*
natique : mais la *lunella* interne eſt l'hypo-pyon.

(u) Les cataractes & les glaucomes étoient connus des anciens Aſclépiades avant *Hippo-crate*.

quorum genas. Puis touchant les fluxions internes, il continue à nous
enfeigner : *Et fub oculis partes, ad*
quafcunque aliquando influxerint,
rumpunt etiam & corroduut eam,
[ἀμφὶ τὴν ὄψιν χιτῶνα] *tunicam quæ*
vifum ambit, c'eft-à-dire, qui entoure l'*humeur cryftalline*. Or comme
Hippocrate débute par l'*œil* en *général*,
(au commencement de ce *Paragra-*
phe) on ne fçauroit difconvenir
qu'il n'entende parler de l'*humeur*
cryftalline en ce *verfet*, par le terme
homonyme d'ὄψις, en voulant expli-
quer les *parties fous* les *yeux*, ou
fous les *envelopes extérieures* des
yeux ; duquel mot d'ὄψις cet *incom-*
parable Auteur fe fert très-fouvent
en fes *divins Ouvrages*, pour figni-
fier l'*humeur cryftalline*, felon ce
que j'ai avancé dans mes *Differta-*
tions Ophtalmiques. Il le manifefte
encore davantage dans le II. Livre
des *Prédictions*, Art. 28. Tout le con-
texte de ce paffage concourt à nous
confirmer l'*explication* que je donne

ici : outre mille *expériences* qui
m'enſont tombées en main, & quoique tous les *Interpretes* qui ont fait
des Notes ſur *Hippocrate*, avant moi,
ont tous expliqué ce terme *homo-*
nyme d'ὄψις par le mot d'*oculus*, ſans
faire aucune *diſtinction* des *différen-*
tes parties de l'œil, qu'Hippocrate a
voulu *ſpécifier localement*, & en
montrer les divers *diagnoſtics* &
prognoſtics : ce que j'ai appris par
une *longue pratique*, ſans quoi il
m'auroit été *impoſſible* de déterrer
le véritable ſens d'une infinité de
paſſages de mon *grand Maître*, &
d'autres anciens *Auteurs Grecs*, *La-*
tins & *Arabes* ; comme par exemple aux Coaques Præſag. Hippocrate
s'énonce de cette façon : τὴν ᾗ ὄψιν
ἀμαυροῦνται ἐν τοῖσι τρώμασι ἐς τὴν
ὀφρῦν ᾗ μικρὸν ἐπάνω. Il n'y a qu'un
ancien *Praticien* qui en tireroit le
véritable ſens ; je le traduis ainſi :
Humor cryſtallinus obſcuratur in vul-
neribus in ſupercilium factis, & pau-
lo altius : à cauſe que j'ai vû nombre

de fois des *Cataractes simples* & des *Glaucômes* du *Crystallin*, causez par pareilles *playes* & *coups*, qui font une *secousse* & *ébranlement* si violent, que quelquefois le *Crystallin* en devient *tremblotant* dans l'instant, aussi-bien que l'*iris*; ce qui est une *complication* de l'ἀκαταςασία κρυσαλλοειδους & de l'ἵππος (x) du *muscle Iris* : d'autres fois la *tunique crystaline se ride*, la direction de ses *fibres* étant *dérangée* : d'autres fois *elle se rompt*, ou bien elle *s'éclate* ; & d'autres fois aussi ses *vaisseaux nourriciers* s'en *détachent entierement*, & le Glaucome se forme en trois ou quatre jours de tems.

Vegetius donne le nom *emphatique* d'ὑποκορίασις, *nuage sous la prunelle*, à ce mal, qu'il nomme en Latin *caligo*, au Chap. XVI. de son

(x) Nous avons reçû par tradition la signification du mot ἵππος que Galien a mis parmi les anciens mots d'Hippocrate. Il est probable que la diction ὑποκορίασις est un de ces anciens termes *compréhensifs*, que Vegetius a trouvé dans quelques anciens Manuscrits Grecs.

Mulo-Medicina. La diction en eſt fort bien *trouvée* pour ſignifier quelque choſe d'*obſcure* & de *nuageux* ſous la prunelle ou ſous la (y) κόρη, c'eſt-à-dire ſous ce qu'on voit du *Criſtallin* en-delà de la pupille; les termes uſuels d'*Hypochyme* & de *Parenchyſis* ne ſignifians qu'une *humeur répandue* & *infiltrée* contre la pupille. Celſus le nomme *caligatio* & *caligo.* Ce terme d'*Hypocoriaſis,* ſelon toute apparence, a cédé au mot d'*Hypochyme,* qui pourtant eſt auſſi générale; car la *ſuffuſion* peut être dans l'humeur *cryſtalline,* dans la *vitrée,* dans le *nerf optique,* & dans l'*humeur aqueuſe,* ſoit tout à la fois, ſoit dans une ſeule de ces parties.

Mortgagni dans ſon VIe *Adverſaria Animadverſio* 71, ſpécifie ces *rugæ, plicæ, corrugationes in cryſtallini ſuperficie,* qui ſe font aſſez *méchaniquement* par la *diſſipation, éva-*

(y) Car Hippocrate dans tous ſes écrits ſe ſert du mot κόρη d'une maniere peu bornée.

por-

poration, *tranfpiration*, &c. des *parties aqueufes*, dont on en trouve toujours plus ou moins enfermées fous la *tunique cryftalloïde*, vers fa *face antérieure*, qui eft toujours plus *molle & gélatine*, que n'eft la partie la plus *intime* & la plus *profonde* du *Cryftallin* : ce font ces *rides* ou *fronçures* de la *tunique lenticulaire* qui font *illufion*, bien fouvent, tant aux *malades*, qu'aux *Oculiftes* ; car ces *phænomenes* ceffent, le plus fouvent, par un bon *régime* & des *reftaurans*, quand on ne s'applique pas trop la *vûe*, & lorfqu'il n'y a point un *épuifement* continuel, foit par le *travail*, foit par la *débauche*. La guérifon de ces mêmes *fillons* & *canelures* fait quitter les *lunettes* à des perfonnes qui s'en étoient fervis pendant plufieurs années de fuite, leur *vûe* revenant, quelquefois, meilleure qu'elle n'avoit été auparavant ; & j'ai vû des *hommes* & des *femmes* de quatre-vingt & cent années d'âge, *lire*, *écrire*, & *enfiler* les *aiguilles* les

C

plus fines, &c. après avoir paſſé pour *aveugles* pendant 12, 15 & 25 années, à qui même le feu Roy *Loüis le Grand* avoit accordé des penſions, &c. Ces heureux retours ou *Palingeneſies ſpontanées* paſſeront pour fabuleux avec nos Marchands de *Collyres* ou Eaux pour les yeux.

Le *diagnoſtic* de cette *maladie cachée* eſt parfaitement bien déſigné dans l'*Ancien Teſtament*, Eccleſiaſt. chap. 12. ℣ 3. *Et tenebreſcent videntes per foramina.* Qu'on ne regarde pas l'explication de ce *Texte* comme *forcée*, ni comme une *idée creuſe* d'un *Critique Grec* ; j'ay déja appuyé & affermi ma *conſtruction* par pluſieurs *paſſages* d'*Hippocrate*, & je pourrois y ajoûter une *concordance irréfragable* de pluſieurs autres *Textes* des *Saintes-Ecritures*.

Il y a auſſi en *Ariſtote* pluſieurs paſſages qui donnent un grand *éclairciſſement* à cette *opinion* dans ſon Live *de Generatione Animalium*,

Lib. 5. *cap.* 1. & au chap. 13. *de par-*
tu animalium : ce Philoſophe appelle l'homme λεπτοδέρματον, ou ayant
la *peau mince & déliée* ; & l'homme
cligne , dit-il , plus ſouvent que
tout autre animal, à cauſe de λεπτὸν
δέρμα τὸ περὶ τὴν κόρην ἐςὶ , parce
que la *membrane* autour l'*humeur*
cryſtalline eſt *fine* ; & au chap. 5 *de*
ſenſu & ſenſili , Ariſtote dit que la
pupille ou *humeur cryſtalline* qui fait
voir , conſiſte de l'*eau.*

Ceux qui prétendent qu'*Hippo-*
crate , *Ariſtote* & les *Saintes-Ecritu-*
res mêmes entendent parler de la
tunique cornée (comme fait *Galien*
par *méprise* au Liv. 10. chap. 5. de
l'*Uſage des Parties*) ſe trompent
groſſierement. Car 1° la cornée
n'eſt pas λεπτὸν *mince* , mais *épaiſſe*
& compoſée de pluſieurs *couches* ou
feuillets entaſſez les uns ſur les autres. 2°. La *cornée* n'eſt pas d'un
blanc *pur* & *clair*, comme eſt véritablement la *tunique* du *cryſtallin.*
3°. La *cornée* n'eſt pas directement

sur la κόρη interne (ou *crystallin*) dont
Celsus dit, *à quâ videndi facultas*
proficiscitur, & interior potentia;
mais c'est au contraire la *membrane*
la plus en *dehors*, que *Celsus* nomme *superior & satis crassa*. 4°. La
cornée n'est pas d'une *substance a-*
queuse, comme on sçait qu'est *réelle-*
ment le *crystallin* par son *analyse*. 5°.
La *cornée* ne se *ride* pas aux *vieil-*
lards, comme pensoit *Galien*, quoique ses *pores droits* soient plus *serrez*
& plus *contigus*; & pour cette raison sa *membrane* paroît plus *épaisse*
& moins *transparente* aux *personnes*
âgez, ou qui ont la vûe fort usée: :
mais la *tunique crystalline* que Celsus nomme *membranula ab interiore*
parte superveniens, & tunica tenuis-
sima, se fronce véritablement, &
fait des plis aux *vieillards*, & à toutes sortes de personnes par *différen-*
tes maladies & accidens qui causent
une *évaporation* & *dissipation* trop
prompte de la *liqueur spiritueuse in-*
terne, qui entretient les *humeurs*

naturelles de l'œll dans leur *état* de
fplendeur & du brillant.

Au refte *Galien* (& les autres *Auteurs*) ont été trompez par les *yeux*
de *cadavres*, dont les *cornées flétries*
& *fubfidées* fe *rident* vifiblement ,
étant *deffechées* après la *diffipation*
des *parties aqueufes* (*z*) des trois
humeurs naturelles & de la *liqueur*
qui les nourriffoient. Car les *meil-
leurs microfcopes* n'ont jamais pû me
faire voir des *plis* & des *rides* aux
cornées des *vieillards vivans* , comme j'ai très-fouvent apperçû de
mes propres yeux , dans les *écoule-
mens* de l'*humeur aqueufe* , par des
ponctions faites au *globe* de l'œil animé en différentes *opérations*. Les
variétez & *changemens* d'opinions
que *Galien* fait voir fur ce *fujet* (en
différens *endroits* de fes *Ecrits*) nous
démontrent vifiblement les *difficul-*

(*z*) L'humeur aqueufe n'eft pas feulement
néceffaire pour remplir le *vuide* de l'œil,
mais auffi pour *humecter* & *entretenir* l'humeur
cryftalline, & pour empêcher la *féchereffe* de
la portion interne de l'*uvée*.

tez que cet *ancien Auteur* avoit à réſoudre nettement ce *phænomene*, & à ſe déterminer *ſpécifiquement*, en quelle *tunique* de l'œil ces *plis* & *fronçures* ſe faiſoient. Pour nos *Anatomiſtes* d'aujourd'hui, (aidez des ſecours de *loupes* qui manquoient à *Galien*) ils ſont ſans excuſe ; ils croyent qu'il leur eſt permis de *décider* en *maîtres* & ſans *réſerve* ſur les choſes du monde qui leur ſont les plus *cachées* & les plus *inconnues*, & dont ils ne font qu'effleurer la *théorie* & la *pratique*.

Dans la *ſeconde ſuite* de mes *Réfléxions imprimées* ſur la *Cataraĉte* & ſur le *Glaucome*, j'ai fait voir la véritable ſignification des termes Grecs κόρη, ὄψις, ὀφθαλμὸς & ὄμμα d'*Hippocrate* & d'*Ariſtote*.

On voit par tout ce que je viens de dire, que la *propoſition* avancée autrefois (aſſez cruëment) par M. de la *Charriere*, & préſentement remiſe en débat par M. *Morand* (après de la *Vauguyon*) & la *Theſe* de feu

M. *le François* Docteur en Médecine de la Faculté de Paris, &c. bien loin d'être de leur *découverte*, n'est qu'une simple *restauration* de l'*Antiquité* la plus *reculée*, nonobstant la facilité qu'il y a d'enchérir sur les *decouvertes* d'autrui ; & j'avois mes raisons pour ne pas éclaircir cette *opinion* dans ma *dispute* avec Mrs *Brisseau*, *Antoine*, & *Heister*.

En troisiéme lieu M. Morand admet dans cet Ecrit la *possibilité* des *Cataractes membraneuses* des *Anciens* : mais cela étoit très *naturel*, puisque M. *Brisseau* (qui fut le premier à soutenir cette *impossibilité*) donna le soin à M. *Antoine Maître-Jan* de réfuter mes *Discours* : la mort de ce dernier fit prendre la place à *Heister*, qui ayant été le plus *acharné* dans cette *dispute* (comme nous l'avons fait voir dans le *premier article*) occasionna des *expériences* & des *preuves* assez *convaincantes* pour (*a*) persuader entierement cette exi-

(*a*) Voyez le *Cours* d'*Opérations* de *Chirurgie*

C iiij

ftence réelle de *Cataractes membraneuses* des *Anciens*, que j'ai toujours
défendue *seul*, depuis le commencement de cette *controverse* jusqu'aujourd'hui.

Ce qui trompe nos *Antagonistes*,
c'est qu'il y a beaucoup plus de
Glaucomes du *Crystallin*, (b) que de
véritables Cataractes, comme je l'ai
remarqué le *premier*, quoique M.
Heister, avec l'aide de M. de Saint-
Yves, m'ait voulu enlever cette *découverte* inutilement, puisqu'il a
cité deux fois (dans son *Tractatio*)
les *Mercures* dans lesquels mes Discours étoient *imprimez* : il cite aussi
la *Bibliotheque choisie* qui donne un
Abregé de mes deux *Lettres au* R. P.
le Brun. En faut-il davantage pour
le condamner d'*imposture plagiaire*,
dont il tâche honteusement de se
disculper.

de M. *Heister*, imprimé in 4º à Altorff, &
réimprimé à *Helmstadt* l'annee 1724. Voyez
aussi *Seræ Vindiciæ*, où il avoue sa *conviction*.

(b) Voyez page 564 de mes *Dissertations
Critiq.* p. 239. Voyez l'Anat. de Palfin, chez
Cavelier fils, Part. II. p. 64. 69. parag. 3.

Le IVe chef de cet *Ecrit* de M. *Morand* nous offre à discuter si le (c) *Cryſtallin* n'eſt pas entierement *envelopé* (tant par *devant* que par *derriere*) par une *ſeule* & même *membrane*, qui lui eſt tout-à-fait *propre* & *contradiſtinƈte*, tant par ſon *épaiſſeur*, que par la *diſpoſition*, *tiſſure* & *tour* des *fibres*, viſiblement *différens* de la *tunique celluleuſe* de l'*humeur vitrée*.

La *démonſtration* en eſt bien facile à faire ſur les yeux des *bêtes*, ſur les yeux d'*hommes* avancez en âge, ſur ceux de certains *Myopes* devenus tels par accident, ſur la *vûe* de certains *ouvriers* accoutumez à *travailler* en face du jour, comme *Graveurs*, *Horlogers*, &c.

M. *Morand* auroit pû voir auſſi ce que j'ai dit là-deſſus dans mes *Diſſertations Critiques* ; & l'opinion contraire des célebres *Anatomiſtes* d'aujourd'hui ſe trouve dans leurs

(c) Il imite en cela le ſentiment de quelques anciens Anatomiſtes.

Ecrits, qui ſont entre les mains de tous les Ecoliers de S. *Coſme*.

Il eſt encore aiſé de faire voir que la *membrane* qui *tapiſſe* particulierement le *chaton* du *Criſtallin*, eſt ſans contredit une *continuation* de la *tunique hyaloïde*, évidemment *diſtincte* de la *partie poſtérieure* de la *tunique cryſtalline*, qùi *recouvre & entoure* de même la *face antérieure* de cette *humeur*; puiſqu'en ouvrant les yeux de *chiens domeſtiques*, (d) on ſéparera viſiblement *la partie poſtérieure* de la *tunique lenticulaire* d'avec la *vitrée*, & fort ſouvent on trouvera cette *membrane lenticulaire* par *derriere* (auſſi-bien qu'aux *bords* de la *circonférence* du *cryſtallin*) un peu *opaque*, ſans être autrement *adhérante* au *ſinus* de l'*humeur vitrée*; enſorte qu'on peut aiſément *tourner* en rond tel *cryſtallin*, (comme une *boule* dans un *baſſin*) les *fibres ciliaires* ne le tenans déja plus *attaché* & comme *ſuſpendu* dans le

(d) Voyez page 24 de mes Diſſert. Critiq.

creux du *vitré*, quoique naturellement ils tiennent plus fortement
aux *yeux* de *bêtes*, que dans les *yeux*
humains.

Puis il n'y a rien de plus facile
que de *cerner* le *cryſtallin* de l'œil d'u-
ne bête d'avec l'*humeur vitrée*, en
faiſant une petite *entamure* dans la
tunique qui recouvre ce *cryſtallin*
pardevant : cette humeur s'échap-
pera par la *fente* (étant preſſée entre les doigts) & le foureau reſtera
dans ſon *entier* comme un *kiſte* ou
poche, entre les mains de l'*Anatomi-*
ſte, qui appercevra alors l'*illuſion*
évidente que met en œuvre ce *rai-*
ſonnement qui ne tend qu'à *intro-*
duire des *pratiques équivoques* & *per-*
nicieuſes dans la dépoſition du *Glau-*
come, pour pallier leur *mauvais ſy-*
ſtême, en continuant l'ancienne
charlatanerie ſur le fait des Catara-
ĉtes & des Glaucomes.

La maladie nommée par les
Grecs ἀκαταστασία κρυσταλλοειδοῦς (ou
détachement & *inſtabilité acciden-*

telle du *Glaucome* du *cryſtallin*) nous donne une *preuve convaincante* de cette *tunique cryſtalloïde* ; mais il eſt probable que la *ſuite* du tems & la *pratique* de la *dépoſition* du *Glaucome mûr* convaincra M. *Morand* de cette *vérité*, & lui fera voir que le 1er Aphoriſme d'*Hippocrate* ne s'eſt jamais trouvé mieux appliqué qu'en cette occaſion : *Ars longa, vita brevis, occaſio præceps, experientia fallax, judicium difficile, &c.*

M. *Morand* découvrira auſſi, à l'avenir que la *membrane* qui *revêt* le *ſinus* de l'*humeur vitrée*, ne ſe reſſent pas toujours de la *contiguité* du *Glaucome* du *Cryſtallin*, mais que le plus ſouvent auſſi le *Glaucome* de l'*humeur vitrée* précede celui du *Cryſtallin* (dans la *complication* de ces deux *maladies*) & quelquefois il le ſuit ; mais très-ſouvent ces deux *maladies* de *Glaucome* commencent au même tems, par les deux *membranes contigues*, dont l'une couvre le *derriere* du *cryſtallin*,

& l'autre *tapiſſe* le *creux* du *vitré*, où j'ai ſouvent apperçû des *obſtru-Etions* de petites *artérioles* qui me paroiſſent *lymphatiques* & deſtinées à la *ſecrétion* d'une *liqueur particuliere* (qui coule entre le *vitré* & la *rétine*) pour *nourrir, humetter* & *faciliter* la variation des divers *mouvemens* de ces parties *molaſſes* qui ſe diſſipent beaucoup & ſe rengendrent bien promptement.

Il eſt à propos de remarquer ici que le *glaucôme* du *vitré* ne parvient jamais à ſon terme de *maturité*, ſans que le *cryſtallin* en ſoit *affecté* au même tems : mais le *glaucome* du *cryſtallin* ſe trouve (quoique dans ſa juſte maturité) le plus ſouvent ſeul, ſans que le *vitré* ſoit en aucune façon *glaucomatique* : & cela eſt ſi vrai, que de tous les *cryſtallins glaucomatiques* que nos *Adverſaires* ont produit) ſous les *noms abuſifs* de *Cataractes*) à peine y en a-t-il eu deux qui ſe ſoient trouvez *compliquez* avec le *glaucome* de l'*humeur vitrée*, mais pluſieurs ont été accompagnées par des *cataractes membraneuſes* (bien *caractériſées*) ſans intéreſſer en aucune maniere les *humeurs cryſtallines.*

En cinquiéme lieu M. *Morand* dépouille (en opérant) les *cryſtallins* de leurs foureaux *membraneux*, & il laiſſe ces *dépouilles* vis-à-vis l'*ouverture* de la *prunelle* (comme fit avant lui, fort mal à propos, M. Antoine) ſelon la *pratique charlataneſque* des *Nurſins* rôdeurs, & autres *prétendus Oculiſtes* avanturiers.

Comme M. *Morand* (dans ces deux premiers *Eſſais*) ſur cette opération, a été ſéduit par la *manœuvre* trompeuſe de nos *Adverſaires*, en laiſſant les *envelopes* du *cryſtallin vuides*, il s'eſt trouvé obligé d'adopter politiquement leur *erreur*, auſſi ridicule dans la *théorie* que pernicieuſe dans la *pratique* : ce que le Philoſophe *Gaſſendus* avoit fort ſagement évité, expliquant parfaitement bien le *syftême fimple* des *glaucomes*, fans faire mention, ni de l'*envelope*, ni des *cicatrices* reftantes fur la *boffe* prétendue de l'*humeur vitrée* après l'*abbatement* des *cryftallins glaucomatiques* qu'il nomme *Cataractes*.

Pour ce qui eft de cette *double envelope* ou foureau du *cryftallin*, comment M. *Morand* veut-il qu'une perfonne puiffe voir diftinctement au-travers de cette *dépouille* reftan- » te, foit que le *vitré* rempliffe la *pla-* » ce du *cryftallin dépofé*, foit que cette » *poche* flétrie foit remplie par l'*humeur aqueufe*, comme il le fuppofe, puifque cette *double envelope* éclipfe la *prunelle* en de-çà, & le *nouveau cryftallin* en delà.

Cependant M. *Morand* nous affure que » fon foldat diftinguoit » bien la *couleur* & la *groffeur* des ob- » jets : c'eft juftement ce que j'ai » toujours obfervé dans les *glaucomes*, après leur heureux *abbattement* felon l'art.

Mais dans la *Lettre* de M. *Morand* qu'on trouve inſérée dans la *Brochure Calotine* (en Réponſe au Docteur *Mauchart*) cet Académicien s'exprime bien autrement, voulant nous faire accroire » que le ſuccès » de cette *opération* fut tel, que cet » homme diſtinguoit fort bien les » *objets* qui ſe preſentoient à lui, & » qu'étant ſorti de *l'Infirmerie*, il ſe » conduiſoit ſans peine & ſans le ſe- » cours de perſonne.

Cette *variation* ou *contradiction* eſt de plus grande conſéquence qu'on ne s'eſt d'abord imaginé. Grand nombre d'*Aveugles* des *Quinzevints* ayant les *deux yeux abſcedez* & *crevez* (la *cornée* reſtant *tranſparente*) diſcernent encore les *couleurs* & la *groſſeur* des *objets* qu'on leur préſente, par un petit *point* quaſi imperceptible de la *prunelle* qui reſte à découvert après ces *malheurs*, ſans avoir pour cela une *diſtinction ſpécifique* des objets, ce qui demande la *ſanté* & *intégrité* de
l'hum-

l'humeur vitrée, *instrument principal de la vûe*, comme j'ai prouvé dans un *Ouvrage* fait exprès sur ce sujet, qui paroîtra en son tems.

M. *Morand* auroit dû amener chez moi ce *soldat* pendant sa vie, ou m'avoir prié d'assister à l'*ouverture* de ses *yeux*; mais apparemment M. *Morand* ne s'est pas voulu écarter de l'exemple de ses bons amis les deux Mrs *Petit* Académiciens, & de *Saint-Yves*. Mais dequoi sert-il à M. *Morand* de s'*engoüer* ainsi de ces deux *cryftallins* mal *abbatus*, surtout dans un sujet *hydropique*, où les *humeurs cryftallines & vitrée* des *yeux* se reffentent ordinairement du *Glaucome*, felon les *obfervations* d'*Hippocrate*, dont j'ai vû très-fouvent la vérification réelle.

De plus comme personne n'a lieu de douter préfentement de l'*exiftence* du *glaucome* du *cryftallin*, ni de fa *dépofition artificielle*, dont j'ai été le premier afferteur fpécifique en France, le prétendu *nœud Gor-*

dien est de sçavoir s'il n'y a pas des *Cataractes membraneuses*, si on ne discerne pas bien les objets, & si on ne *lit* & si on n'*écrit* pas après leur *suppression manuelle*, quelquefois même sans l'aide de *lunettes convexes*; & si on ne voit pas beaucoup mieux, après la *démission chirurgique* de pareilles *Cataractes* (entendues corps étrangers de l'humeur aqueuse) qu'après la déduction usitée du *glaucôme* du *crystallin*.

Mais que dira M. *Morand* à la vûe de l'*Invalide* nommé *Chartreville*, autrement *Nicolas Boisseau*, au Corridor S. *Georges*, Salle S. *Joseph*, âgé de 72 ans, à qui j'ai *abbattu* une *cataracte membraneuses* à l'œil droit, & M. *Geisler* (mon Eleve) à l'œil *gauche*, il y a plus de dix années, & qui voit encore à bien *lire* & *écrire*, avec des *lunettes usuelles* à *Cataractes*?

M. *Morand* peut aussi aller voir

(e) Voyez l'Anat. de Palfin, sur la déposition de la cataracte & du glaucome.

Madame *Onéal* Irlandoife, fameufe Traiteufe à *Saint-Germain en Laye*, vis-à-vis la Fontaine : cette femme vint chez moi le 14 de Juin 1725 : il y avoit dix années depuis que je l'avois vûe : *elle* avoit alors des *cataractes* naiffantes aux deux yeux ; préfentement ces *cataractes* font dans une *maturité parfaite*, & on voit bien que ce font de *véritables membranes*, puifqu'elles font de cette *efpece* qu'on appelle *Cataractæ ftriatæ* ou *étoilées*, qui laiffent entrevoir deux ou trois petits *trous* au travers leur *corps*, de la *largeur* d'une *piquure* d'*épingle*, par où elle voit à lire (des deux yeux) de très-petits caracteres, fans tourner le Livre de côté ou d'autre, ni voir les objets doubles, comme on fait au glaucome etoilé.

Il y a une autre efpece de *cataracte* à *lunettes*, reffemblante à la *vitre tranfparente*, & le plus fouvent tirant un peu fur le *verd clair*, par le moyen de laquelle *fuffufion* le malade voit bien mieux (même juſqu'à *lire & écrire*) qu'il ne faiſoit long-tems auparavant qu'on eût apperçû au-dedans de ſes yeux cette eſpece de *lunette interne*, qui arrive le plus ſouvent à des perſonnes *Myopes* ou *Nyctalopes* de naiſſance, & qui ont les cheveux très-blonds, l'iris de la *couleur* de celle de *lapins blancs*, l'*uvée interne* d'une *teinture* claire *rouſſâtre*, & la prunelle bien *dilatée*, à peu près comme aux gros *hiboux*, & plutôt de la couleur de chataigne que *noire*, ne pouvant guere ſupporter le jour : ſi on abbat cette *cataracte*, les *malades* ne voyent preſque rien que le *jour* après l'opé-ration ; au lieu que les *Myopes* (à qui l'on fait d'ordinaire l'opération de la cataracte) voyent à *lire* & à *écrire*, ſans aucun ſecours de *lunettes uſuelles* à Cataracte.

Il y a encore une autre eſpece de Cataracte (qui arrive rarement ;) elle ſe nomme *branlante* ou *mou-vante*, que les Anglois appellent

Cataracte vive ou *Quick*, qui ne flotte pas constamment dans *l'œil*, (comme fait communément la *Cataracte* ou *Glaucome branlant*) mais qui est plus ou moins attachée intérieurement à l'*uvée*. Dans cette espece de *Cataracte vive*, les malades voyent passablement bien dans l'*obscurité*, mais au *grand jour* ils discernent très-peu, cette membrane faisant à peu près pareil effet (par son *interposition* entre la *pupille* & le *crystallin* au-dedans de l'œil) que la membrane *nictitans* ou *palpebra interior* fait sur l'œil extérieurement en de certains animaux qui en sont pourvûs, quand ils regardent l'air fort éclairé par les rayons du Soleil.

Madame *Breton* (Sœur des Quinzevints) est affectée d'une semblable *Cataracte* panniculaire à l'œil gauche : elle vint au monde avec deux *Cataractes* de la même nature aux deux *yeux*. Un certain *Opérateur Galopin* s'avisa de lui aiguilleter l'œil droit ; elle en vit un peu pendant quelques jours, mais la grande *clarté* lui fut funeſte, & *elle* perdit entierement la *vûe* de cet œil. Rien dans la nature n'eſt plus curieux que cette *eſpece* d'*Hypochyma*, dont aucun Auteur, *que je ſçache*, n'a encore fait aucune deſcription, quoiqu'on en rencontre aſſez ſouvent.

Quant au VIe *Article*, où notre *Ecrivain* reconnoiſt avoir *attaqué* (en opérant) le *cryſtallin glaucomatique* (qu'il nomme *Cataraſte*) de *côté*. Nous ne pouvons nous diſpenſer de *relever* encore cette bévûe pour le *bien public*, & pour l'éclairciſſement des principales *difficultez* de cette *opération*, qui ont déja trop embaraſſé les *Sçavans* depuis dix-huit années, & dont le *denouëment* leur doit faire autant de *plaiſir*, que du bien au *Genre humain*, qui a fort pâti depuis ces deux derniers ſiécles, faute *d'Oculiſtes entendus* & expérimentez dans la *Chirurgie* des yeux,

& dont la *France* est plus accablée qu'aucune autre *Nation* au monde, puisque les *Princes* du Royaume ont perdu la *vûe*, par l'*ignorance* & par la *charlatanerie* de ces prétendus *Oculistes*, &c.

Il faut donc que l'*Ophtalmiste* observe d'*appuyer* son *aiguille* tout de long, sur le sommet de la *Cataracte*, ayant passé les *deux tiers* du *disque* du corps de la *suffusion* ou du *glaucome* qu'il veut *assujettir*, ainsi que nous ont enseigné tous les bons *Praticiens* & *Auteurs* Classiques, depuis *Celse* jusqu'aujourd'hui.

Pour les *glaucomes* du *crystallin*, la raison est fort *claire*, puisque leur *excussion*, par cette *méthode*, se fait très-*promptement* & très-*nettement*, en pressant (par en *haut*) les *crystallins* à *plomb* & *également* avec le *plat* ou la *lame* de l'*aiguille Arabesque*, ou avec celle à *crenelure* : le *crystallin glaucomatique* abandonnant alors sa *niche* aussi aisément (dans sa maturité parfaite) qu'une *glande* quitte ſon *calice*, ſans laiſſer aucun reſte d'*envelope* ni de *cicatrice* dans le *creux* ni ſur l'*avance* ſuppoſée du *vitré*, à moins qu'il n'y ait eu quelques *ulcérations* ou autre *atteinte.* Outre que l'*envelope* poſtérieure du *cryſtallin* ne reſtant plus au *gyron* du *vitré*, la vûe n'eſt ni *embrouillée* ni *éclipſée* par l'*interpoſition* d'aucune *membrane.*

Les deux *Obſervations* du Signor *Benevoli* démontrent la *vérité* de ce fait ; & je ſuis ſurpris que M. *Winſlow* les ait produites comme tout-à-fait *ſemblables* à celle-ci de M. *Morand*, quoique la *diſparité* ſoit évidente, en les comparant enſemble, à toute perſonne qui n'eſt pas aveuglée par prévention ou quelque intéreſt louche.

A l'égard des *Cataractes membraneuſes*, ſi on ſe met à les aiguilleter de côté, ces *tays* ou *toiles* ſe *déchirent* & ſe *dépiécent*, & l'*opération* en devient très-imparfaite ; mais ſi au contraire on les *ſaiſit* tout doucement

ment en *haut*, avec le *bout plat* de
l'aiguille, & non pas (comme nos
nouveaux Auteurs) avec la *pointe*
& le *tranchant* : pour lors la *membrane* se peut détacher tout d'une
piéce & *venue*, de l'*uvée*, à laquelle
elle est plus ou moins *accollée*, (en
quelque sens) & l'*opération* réüssira
dans toutes ses circonstances. J'en-
tens toujours qu'on doit premierement passer l'*aiguille* bellement entre l'*uvée* & la *cataracte*, & repous-
ser la *taye* vers le *crystallin*, selon la
regle de *Pierre Franco* de *Turriers*.

Le septiéme *Article* nous assure
que M. *Morand* a très-mal *operé* en
foulant & en *fourrant* un de ses *glaucomes* dessous l'*humeur vitrée* & la
rétine, & en *cantonnant* l'*autre* de côté, dans l'*hémisphere postérieure* & au
bas de l'*humeur vitrée*, selon les *expériences illusoires* de l'*apprentissage*
de M. *Brisseau*, qui *apprit* cette *manœuvre* de George *Bartisch* ancien
Oculiste d'Allemagne, fort *ignorant
& mauvais opérateur.*

E

Briſſeau ayant fait l'*apprentiſſa-*
ge de cette *opération* ſur des *cada-*
vres, eut enſuite la *témerité* de l'e-
xercer de la même maniere ſur un
œil *animé*, comme on le voit dans
ſon *Traité*, où à la page 150 il nous
rapporte qu'il avoit trouvé le *cry-*
ſtallin confondu & *broyé* avec l'*hu-*
meur vitrée.

Voilà la réuſſite de cette maniere
d'opérer, qni réſulte de l'*entêtement*
où nos *Antagoniſtes* ſont que le *cry-*
ſtallin s'abouche au *trou* de la *prunel-*
le, & que l'*eſpace* entre l'*uvée* & le
cryſtallin n'eſt pas *ſuffiſant* pour le
jeu de l'*aiguille* : de-là il réſulte
qu'il faut abſolument percer l'*hu-*
meur vitrée (pour attaquer le *cryſtal-*
lin) ſans faire attention que par la
ſuite du *tems* le *corps durci* du *cryſtal-*
lin ou du *glau.ome neur* tranſporté
entre la *membrane vitrée* & *réticulai-*
re, ou entre la *rétine* & la *choroëide*,
uſe & *déchire* la *membrane vitrée* &
réticulaire, *irrite*, *briſe* & *fond* l'*hu-*
meur vitrée à chaque mouvement

que l'œil fait, & y attire un *entre-lassement*, *repli* ou *nœud schirreux*, & enfin une *bosse calleuse* qui ne sçauroit que produire l'*etrophie complete*, tant de la *rétine* que de la *choroëide*, ces *tuniques* de l'œil étans trop *fines*, trop *délicates* & trop *molasses* pour pouvoir résister à cet *heurtement* & *attrition* continuelle; & c'est justement le commencement de *ces trois maladies*, que M. *Morand* nous a décrites (dans ces presentes *Observations* sur les yeux *opérez* de son *Invalide*) sans en sçavoir la cause.

Il est bon de remarquer ici que l'*animal* en vie ne sçauroit résister long-tems aux douleurs que ce *foulement* du *crystallin*, cette *entorse* de la *rétine*, cette *conquassation, convulsion* & *affliction* du vitré, cette *confusion* & *mélange* des *humeurs naturelles* de l'œil, cette *rupture* de la *choroëide* faites au *cadavre* : & le pauvre *soldat* de M. *Morand* m'est venu voir plusieurs fois, se plaignant hautement de ses *douleurs* de tête, & autres maux cruels qu'il souffroit depuis la malheureuse *opération* en question, qu'on veut faire passer pour un chef-d'œuvre.

M. *Morand* ne doit donc pas s'étonner (comme il fait) si la *rétine* des deux *yeux* de ce *soldat* avoit acquise une *consistance* plus *dure* & plus *épaisse* que dans l'*état naturel*; mais il devroit être plutôt surpris de ce que ce *soldat hydropique* continuoit à jouir d'un peu de *vûe* pendant si long-tems qu'il prétend *gratuitement* dans ce *Mémoire incomparable*.

Quoiqu'il en soit, tous les bons Auteurs qui ont décrit cette *opération*, enseignent d'assujettir la *cataracte* ou le *glaucome*, dans le *cachot* appellé par les Grecs καταβαθμός, la descente ou basse fosse, au bas de la *prunelle*, derriere l'*iris*, entre la *choroïde* & les *processus ciliaires*.

Au reste nos *Antagonistes modernes* ont produit le témoignage d'*A-*

quapendente, pour appuyer cette *impoſſibilité phyſique*, quoique cet *ancien Auteur* diſe en termes exprès que dans toutes les *opérations* qu'il a vû faire (n'en ayant fait lui-même que deux ou trois) l'*aiguille* paſſoit devant la *cataracte* : voici une *preuve ſenſible* que nos *diſputans* ſont réduits à l'extrémité , puiſqu'ils aiment mieux produire des *fauſſetez éclatantes*, que de reconnoître une *vérité* ſi *manifeſte* & ſi *facile* à comprendre à des gens qui prétendent écrire en maîtres ſur le ſujet en queſtion.

M. *Morand* fait plus : car il avoue naïvement avoir *enfoncé* ſon *aiguille* derriere le *cryſtallin*, dans le *gyron* même de l'*humeur vitrée*, où il a remarqué pluſicurs *points blanchâtres*, qu'il croit autant de *cicatrices faites* par l'*aiguille* en opérant ; ce qui démontre évidemment qu'il n'a eu que lui-même pour *maître* , non plus que Briſſeau & Saint-Yves. Car lorſque cette *opération* eſt exécutée ſelon toutes les *regles* de l'art, ſoit dans l'abattement des *cryſtal-lins*, ſoit dans la *démiſſion* des *vrayes cataractes*, ces *points blanchâtres* ne ſe rencontrent pas dans toute l'étendue du *ſinus* de l'*humeur vitrée*, à moins qu'il n'y ait eu quelques *atteintes* d'*ulcérations* par la contiguité du *cryſtallin corrompu* & *ſup-puré*. Ainſi notre *Académicien* pourroit bien s'être *accuſé* à *faux*, ce, qui n'eſt pas *extraordinaire* à des perſonnes peu verſées dans la ſcience dont ils veulent parler.

En huitiéme & dernier lieu, il eſt ſurprenant que M. *Morand* dans ſa Lettre écrite à ſon ami *Saint-Yves*, & dans cet *expoſé Académique*, tâche de faire croire au *Lecteur* que l'*humeur vitrée* prend la (*f*) place & remplit le *creux* du *cryſtallin dépoſé*.

Mais notre *Académicien* devoit-il s'attendre à trouver un *ſinus* ou en-*foncement naturel* dans l'humeur vi-

____

(*f*) Copié ſur Briſſeau & Antoine, qui l'a-xoient uſurpé ſur Gaſſendus.

trée ; puisque le seul *maniment & extraction des yeux* hors de leur *orbite*, suffit pour *forcer* en avant cette *humeur*, & par conséquent pour faire *remplacer* la *petite niche* du *cryſtallin dépoſé*, comme M. *Morand* le prouve dans ſa *Lettre* écrite à ſon fameux Oculiſte, où, en parlant d'un de ces *glaucome*s ou *prétendues cataraces*, qui étoit *cantonnée* de côté dans l'*hémiſphere poſtérieure*, & au bas de l'*humeur vitrée*, (*g*) il dit qu'à *la moindre impreſſion ſaite au globe de l'œil du côté du nerf optique*, ce *cryſtallin répaſſoit aiſément du fond au milieu de cette humeur, dans laquelle il ſembloit nager*.

De plus ces petites *déchiquetures* que notre *Chirurgien* fit dans l'opération au *chaton* de l'*humeur vitrée*, ne ſont-elles pas plus que ſuffiſantes pour donner *lieu* à cette *humeur* de s'*avancer* & de prendre un *relief* tel que l'*Académicien* (*h*) prétend qu'il

(*g*) Il veut dire au-derriere de l'humeur vitrée.

(*h*) Après *Briſſeau, Antoine,* Heiſter, &c.

arrive toujours dans la *ſubmerſion* des *cryſtallins glaucomatiques*, ce qui eſt très-*méchanique* quand le *glaucome* n'eſt pas tout-à-fait *meur*; car pour lors il ne ſe *déchauſſe* & ne *détache* pas de lui-même, par *ſéchereſſe*, comme il lui arrive dans ſa *maturité juſte & parfaite.*

On voit auſi que Signor *Benevoli* ne fait aucune mention d'une pareille *circonſtance* dans ſes deux *opérations*; non plus que les Expoſez des ſix Expériences & *Obſervations certifiées & rapportées* par M. *Geiſler*, ni dans celui de M. *Pinſon*, & autres cy-deſſus citées.

F I N.

Approbation du Cenſeur Royal.

J'Ai lû par ordre de Monſeigneur le Garde des Sceaux, ces *huit Obſervations*, &c. Elles m'ont paru d'autant plus dignes de l'impreſſion, qu'elles viennent d'un Auteur très-verſé dans la connoiſſance des maladies de l'œil, & très-expérimenté dans la maniere de traiter ces mêmes maladies. Fait à Paris ce 6 Novembre 1725. BURETTE.